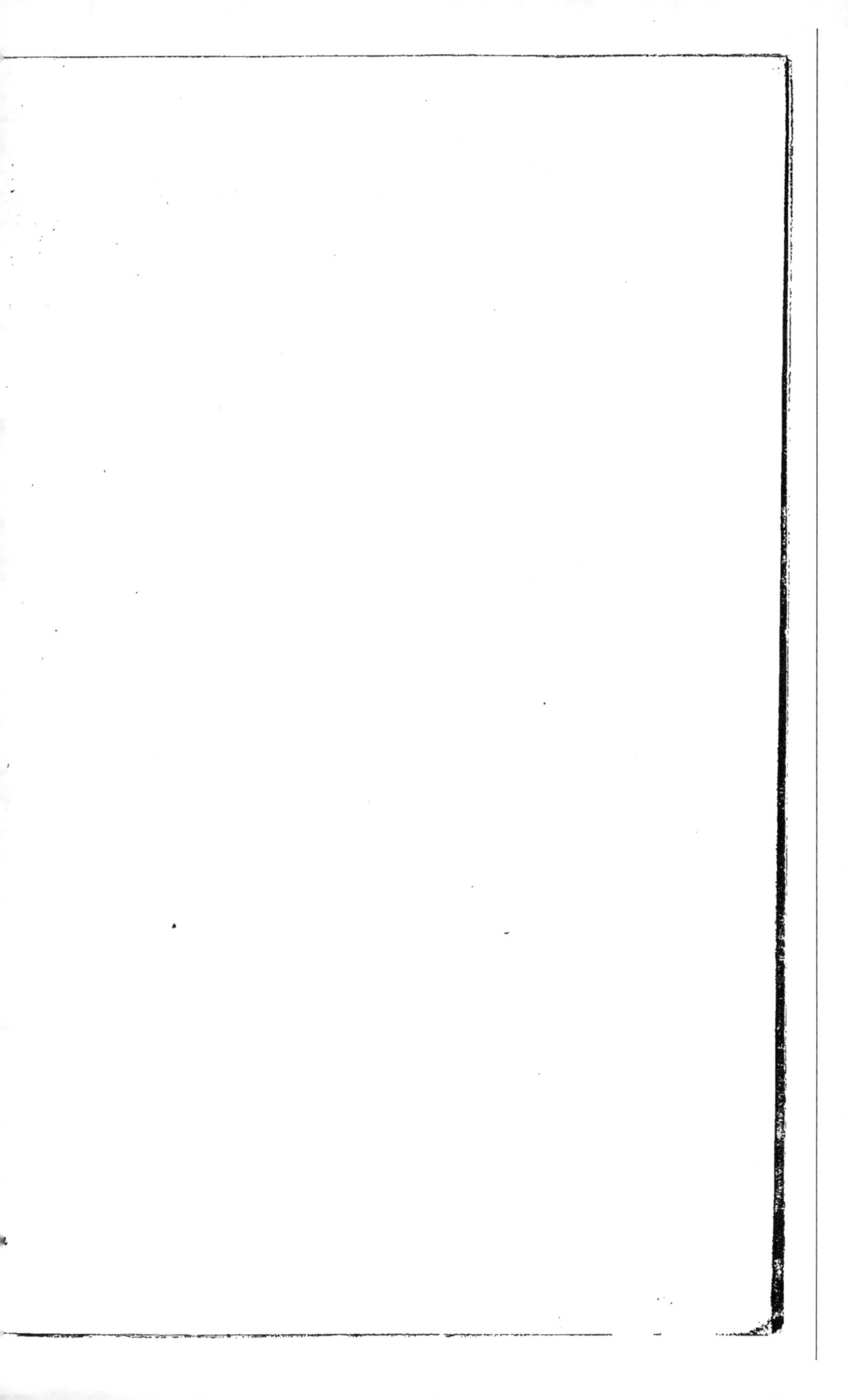

UN

REPAS FIN DE SIÈCLE

PAR

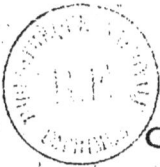

Gabriel VIAUD

DIRECTEUR DE L'ANNEXE DE REMONTE

DE BONNAVOIS

POITIERS

TYPOGRAPHIE OUDIN ET Cⁱᵉ

4, RUE DE L'ÉPERON, 4

—

1894

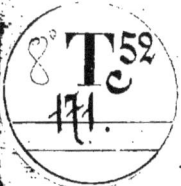

UN

REPAS FIN DE SIÈCLE

UN

REPAS FIN DE SIÈCLE

PAR

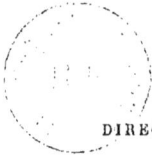

GABRIEL VIAUD

DIRECTEUR DE L'ANNEXE DE REMONTE

DE BONNAVOIS

POITIERS

TYPOGRAPHIE OUDIN ET Cie

4, RUE DE L'ÉPERON, 4

—

1894

UN REPAS FIN DE SIÈCLE

La falsification de nos produits alimentaires atteint de nos jours de telles proportions que nous croyons utile de faire connaître les dernières créations de l'art des sophistications et les recherches fort intéressantes qui ont été tentées pour les découvrir. La science vient ici à notre secours, pour révéler les moyens employés et les résultats désastreux pour l'organisme, de toutes les substances plus ou moins toxiques qui entrent dans la composition du vin, de la bière, des *bouquets* pour liqueurs, des pâtes alimentaires, des conserves, etc., etc.

Du beurre et du lait nous ne dirons pas grand'chose ; on connaît depuis longtemps les nombreuses mais peu dangereuses falsifications auxquelles donnent lieu ces substances de première nécessité. Il n'en est pas de même des boissons appelées ironiquement *boissons hygiéniques* et qui sont aussi de première nécessité. Parmi celles-ci, le vin comme toujours tient la tête. Ce dernier est aujourd'hui fabriqué de toutes pièces avec de l'alcool, une matière colorante et un *bouquet*. Or, ce bouquet, qui paraît insignifiant et auquel on n'attache pas assez d'importance, est un produit des plus toxiques. Le docteur Laborde, qui l'a spécialement étudié, dit que c'est un produit très complexe, provenant de l'oxydation par l'acide nitrique de l'huile de coco, de l'huile de ricin et d'autres substances grasses. Il a un parfum très pénétrant et constitue pour l'organisme un poison non moins violent. Ce bouquet agit d'abord sur le système nerveux qu'il excite, puis ensuite sur l'appareil respiratoire.

Cela s'applique à l'huile de vin française ; mais

il y a une *huile de vin allemande,* encore bien plus toxique, que l'industrie préfère, sans doute parce qu'elle est d'origine étrangère.

Tout récemment, on vient de démontrer le caractère convulsivant de l'action toxique de l'alcool ; jusqu'alors cette propriété n'était accordée qu'aux essences. Il est prouvé que cette action convulsivante est due à deux aldéhydes : l'aldéhyde pyromucique ou *furfurol* pour les alcools d'industrie, et l'*aldéhyde salicylique* pour les liqueurs et bouquets.

Le furfurol se rencontre surtout dans les alcools de grain, d'avoine, de seigle, d'orge. Des expériences ont montré que ce produit, injecté dans les veines d'un chien, amenait une action convulsivante et épileptisante bien manifeste.

Deux autres produits : l'aldéhyde salicylique et le salicylate de méthyle, donnent aux bouquets et aux liqueurs cette même propriété convulsivante, et même à un degré plus élevé.

Comment procède-t-on aujourd'hui pour fabriquer les liqueurs fines, demi-fines, superfines, partout vendues à grands coups de réclame ? On mélange tout simplement des alcools très inférieurs avec des essences particulières qui masquent le goût détestable de ces alcools. De cette façon, les liqueurs les mieux parfumées sont précisément celles où entrent les alcools les plus toxiques et partant sont les plus dangereuses.

Le bouquet poison par excellence est le bouquet d'absinthe, qui donne l'idée typique des convulsivants et épileptisants. Dans le vermout et le bitter, il existe aussi un bouquet artificiel extrêmement dangereux ; c'est l'aldéhyde salicylique qui est substituée à l'essence de reine des prés, laquelle doit entrer normalement dans la composition de ces liqueurs.

Ces deux apéritifs peuvent encore contenir une sub-

stance aussi pernicieuse : le salicylate de méthyle. Ce dernier produit injecté à un chien provoque des raideurs téta-
niformes des quatre membres ; un tremblement bilatéral
de la tête et rapidement la mort.

Pour en revenir au vin, disons que pour faciliter sa con-
servation, on l'additionne d'acide tartrique, acétique ou
oxalique ; pour lui donner de la verdeur et simuler le
goût du vin nouveau, on ajoute de l'acide sulfurique ; pour
communiquer un peu d'âpreté aux vins plats, on les mélange avec de l'alun ou du sulfate de fer. On a trouvé
jusqu'à 7 grammes d'alun dans un litre de vin. Quant aux
matières colorantes employées pour colorer artificiellement le vin, on ne les compte plus ; les plus usitées sont :
la fuchsine, si dangereuse par l'arsenic qu'elle renferme,
le carmin de cochenille, l'orseille, la cerasine, le violet
d'aniline, les baies de sureau, de phytolaque, de myrtille,
de mahonia, le coquelicot, le hièble, la rose trémière, etc.
On en fait un tel usage que certains produits autrefois
sans valeur commerciale ont pris une importance extra-
ordinaire. Les *Annales d'hygiène publique* rapportent que
dans le seul village d'Odeillan un épicier de Narbonne
a vendu pour 1000 fr. de cochenille ammoniacale.

En présence de ces fraudes monstrueuses, on a été con-
duit à chercher un moyen de les déceler. Voici le procédé qui paraît le plus simple et le plus pratique. Il est
fondé sur la propriété que possède une dissolution savon-
neuse de détruire la matière colorante du vin sans lui
communiquer la couleur verte que lui donnent les autres liqueurs alcalines, en laissant subsister les colorants étrangers dont la nuance est conservée ou simplement modifiée.

On opère de la façon suivante : on introduit dans un
petit tube d'essai un mélange de cinq centimètres de liqueur hydrométrique avec cinq d'eau distillée ; on ajoute
10 à 20 gouttes de vin à essayer, on renverse le tube
pour mélanger et on examine la teinte que prend le liquide.

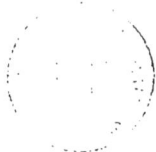

Le mélange ne change pas de couleur avec du vin naturel ; il prend des teintes de diverses natures si le vin a reçu un colorant étranger.

Si nous abandonnons le vin pour prendre la plupart de nos denrées alimentaires, nous trouvons encore et toujours la trace des falsifications. C'est ainsi que dans le beurre, indépendamment de la margarine contre laquelle on lutte avec la plus grande difficulté, on trouve les colorants artificiels les plus divers : curcuma, rocou, safran, carotte, etc. Voici le procédé à employer pour mettre en évidence tous ces corps étrangers :

Si l'on agite une certaine quantité de beurre dans de l'alcool contenu dans un verre, et qu'après deux ou trois minutes de repos on décante l'alcool et on le fasse évaporer au-dessus d'une lampe à esprit-de-vin, le beurre ne cédera rien à l'alcool.

En cas de coloration avec du *rocou*, il se forme au fond du vase un résidu rouge brun qui devient bleu par l'addition d'acide sulfurique.

Le *curcuma* donne un résidu rose foncé qui devient brun avec une addition d'acide chlorhydrique.

Le *safran* donne un précipité orangé avec un mélange de sous-acétate de plomb.

La *carotte* devient verte avec l'alcali.

La viande elle-même est maquillée. Les bouchers de Bruxelles donnent de belles couleurs aux viandes de basse qualité avec l'hypophosphite de chaux.

Dans les conserves de pois du commerce, on a trouvé du cuivre dont tout le monde connaît la grande toxicité, et dans une proportion qui va jusqu'à un dix millième environ du poids total. Les huiles dites d'olive contiennent une forte proportion d'huile de colza et d'huile de coton qui ont la même densité. Le café est falsifié avec des poudres de glands doux, de figues sèches, de caroubes torréfiés ; on fabrique des grains de café avec les marcs épuisés.

La bière est additionnée d'acide salicylique qui est loin d'avoir les propriétés bienfaisantes du malt et du houblon. Enfin, tout récemment, on a beaucoup parlé des pâtisseries au savon ; il ne nous manquait plus que cela ! Il paraît que les pâtisseries au savon sont délicieuses ; elles possèdent au suprême degré cette légèreté de pâte et ce fondant particulier très apprécié des gourmets. La proportion de savon est variable : dans les produits des foires : gaufres, beignets, choux à la crème, pain d'épice, etc., on prodigue le savon ; dans la pâtisserie de luxe, on en met un peu moins et on emploie du savon de meilleure qualité. Si l'emploi du savon se bornait là, il n'y aurait pas grand mal, car la pâtisserie n'est pas pour nous de première nécessité ; malheureusement, après les pâtissiers, les boulangers s'en sont mêlés ; on vient de communiquer à l'Association belge des chimistes le moyen employé pour donner plus de légèreté au pain. On fait dissoudre du savon dans très peu d'eau ; on bat la solution avec de l'huile d'œillettes, et lorsque le mélange est bien monté, on l'incorpore à la pâte. Le pain ainsi fabriqué est, paraît-il, plus spongieux, plus léger et conserve son bon goût.

Que nous voilà loin du pain naturel de nos aïeux ! Combien s'impose pour nous la nécessité de revenir au pain sans façon d'autrefois ! Les végétariens font de ce côté de louables efforts, puisque la base de l'alimentation qu'ils préconisent est précisément le pain composé de toutes les parties du grain de blé, son et farine, et tout cela préparé sans artifice ni fraude. De plus, il est certain que les végétaux seront toujours moins falsifiés que les autres produits alimentaires. Il serait assez difficile et probablement peu économique de fabriquer artificiellement des choux, des pommes de terre ou des salades ; avouons cependant que certaines *carottes* fortement tirées par les cheveux sont absolument dépourvues de naturel !

M. Edouard André, l'éminent écrivain horticole, vient

de nous enlever à l'égard du régime végétal nos dernières illusions. L'an dernier, nous avons entretenu la Société d'agriculture de la coloration artificielle des fleurs ; ce procédé, inoffensif quand il s'appliquait aux fleurs, s'est malheureusement étendu aux fruits. Dans la *Revue horticole,* M. Edouard André nous révèle les moyens employés pour colorer les mauvais fruits :

Pour les prunes trop vertes, ou recourt à l'acétate de cuivre et au sulfate de cuivre.

Les citrons trop pâles sont teints en jaune avec la citronine et jaune naphtol ; on imite les taches vertes au moyen du vert diamant.

Les oranges sont colorées au moyen de l'écarlate de Biebrich ou l'amidoazobenzol.

Les pêches reçoivent un beau coloris avec un mélange de rhodamine, rouge azo et citronine, qu'on applique au moyen d'un pinceau, en faisant usage d'une plaque de zinc munie de trous.

Pour les melons, on introduit à l'intérieur, au moyen d'un tuyau, de l'atropéoline, ou orange azo, en ajoutant un peu d'essence de melon.

On a créé de jolies variétés de poires et de prunes avec des couleurs d'aniline.

Il nous faudra donc maintenant nous méfier, à table, des fruits à coloris trop beaux, de crainte de manger des produits chimiques beaucoup moins favorables à la santé que les produits de la nature.

Comme on le voit, il n'existe pas une seule substance alimentaire qui ne soit falsifiée ; aussi, de nos jours, pour se débarrasser de ses ennemis, il n'est plus besoin d'avoir recours aux poisons subtils des Borgia ni aux envoûtements des maîtres de la sorcellerie contemporaine ; il suffit de leur faire servir ce poison violent que nous proposons de dénommer *un repas fin de siècle.*

Depuis l'apéritif jusqu'au petit verre de liqueur final,

on ne quittera pas la série des poisons. Le vermout ou le bitter contiendra une forte proportion d'aldéhyde salicylique, le beurre margariné sera coloré avec du safran, du curcuma ou du rocou, le saucisson sera fabriqué avec des viandes altérées, les petits pois seront fortement cuivrés, les vins fuchsinés renfermeront de l'acide sulfurique ou beaucoup d'alun, les fraises et les pêches de la rhodamine, et ensuite, pour peu que les tripes à la mode de Caen soient confectionnées avec des harnais hors d'usage, que le pain et les pâtisseries soient savonneux, que l'eau de Seltz contienne des sels de plomb et que la bière soit raisonnablement salicylée, il n'y a plus de craintes à avoir sur l'issue fatale de cette agape mortelle.

Il faudrait que les invités eussent un estomac solide et un suc gastrique de première qualité pour résister à une telle combinaison de poisons. En outre, ces malheureux intoxiqués n'auraient même pas la ressource d'adresser la moindre réclamation : il ne leur aurait été servi que des produits commerciaux partout vendus dans nos boutiques alimentaires.

En présence de cet état de choses, nous formulons les vœux suivants qui restent les conclusions pratiques de cette rapide étude :

1° Ne pas laisser s'établir de *tolérance* à l'égard des produits toxiques contenus dans nos aliments ;

2° Faire élaborer un codex des denrées alimentaires et des boissons ;

3° Populariser les moyens de déceler les altérations de ces mêmes produits.

Poitiers. — Typ. Oudin et Cie.

76